La strana malattia

Titolo dell'opera: LA STRANA MALATTIA.
Autore: Stefano Ligorio.

Finito di stampare nel mese di aprile 2019.
Prima edizione.
COPYRIGHT su libro 2019.
COPYRIGHT su dipinto in copertina 2019.
E' tassativamente vietata la riproduzione, anche solo parziale, del contenuto della presente opera, a qualsiasi titolo e in qualsiasi forma, senza il previo formale consenso dell'autore stefanoligorio@live.it

*

La strana malattia

Prefazione
LA STRANA MALATTIA

Un libro che, da un lato, nella sua prima parte, racconta una drammatica storia avvenuta nel brindisino, ispirata a fatti realmente accaduti, e che mette in luce i risvolti, la diagnosi e la cura di una malattia tanto frequente, ma allo stesso tempo tanto poco conosciuta nella sua eziologia, biologia e clinica, da un altro lato, nella sua seconda parte, è un utile manuale pratico, in particolare, per gli individui affetti da ansia depressiva o non depressiva, e da depressione maggiore, ma anche per tutti coloro che vivono un particolare periodo stressante della propria vita e che vorrebbero continuare a stare bene nella mente e nel corpo.

*

Introduzione

Prima Parte:

Questa storia, realmente accaduta, è stata ritenuta peculiare e degna di essere raccontata con questa breve opera letteraria, in quanto trovata utile per argomentare una materia, la quale è oggetto degli accadimenti subiti da quest'uomo soggetto del racconto.

Tuttavia, e per ovvi motivi, si è scelto di nascondere i veri nomi, con nomi e cognomi di fantasia sia del protagonista sia degli altri soggetti secondari.

Dei fatti raccontati solo taluni sono stati lievemente modificati, senza mai alterarne però la realtà sostanziale, e ciò è stato doverosamente fatto per non lasciare traccia ad eventuale identificazione del protagonista, il quale ci tiene a rimanere, rispettosamente, nel totale anonimato.

Seconda Parte:

Questo manuale pratico è utile per chi soffre di ansia depressiva o non depressiva, o di depressione maggiore, e per chiunque, vivendo una particolare situazione stressante della propria vita, vuole conoscere come, preventivamente, continuare a stare bene nella mente e nel corpo, evitando gli eventuali cronici effetti negativi che potrebbero scatenare,

La strana malattia

nel tempo, una delle patologie suindicate.
*

Prima Parte
Il racconto:
LA STRANA MALATTIA

Marco Dellisanti era un uomo di bell'aspetto, dinamico, intelligente, e con una vita sociale discretamente piena ed attiva.

Figlio unico, era nato nel 1965 in un piccolo paesino della provincia di Brindisi.

Sin dalla sua infanzia, a tratti problematica, aveva imparato l'umile mestiere, di muratore, del padre di nome Giuseppe Dellisanti -uomo buono e onesto-, e in seguito era riuscito, con fatica, a laurearsi in giurisprudenza.

La sua vita era iniziata in un ambiente familiare, nel quale, pur essendoci stato molto affetto genitoriale, vi era tuttavia stato poco dialogo.

L'ignoranza, per cosi dire, ai più elementari insegnamenti ad affrontare la vita, da parte dei suoi genitori, lo aveva reso ingenuo e timido, con problematiche, seppur minime, ma strutturatesi, che non gli permettevano di stringere e mantenere delle buone amicizie.

Per via della mancanza di dialogo familiare, cosa

che era stata vissuta in modo continuamente traumatico, il carattere di Marco si caratterizzò, da sempre, di una forte propensione psicologica e di una spiccata sensibilità non comune.

Da adulto avrebbe imparato come una buona psicologia nell'educazione della prole non solo potesse insegnare ad affrontare la vita correttamente, ma anche a strutturare meglio, e più compiutamente, un buon carattere e una buona personalità.

Avrebbe imparato che l'educazione da sola serviva a poco nella vita, ma che essa doveva essere centrata, necessariamente, ed essenzialmente, su un continuo insegnamento improntato sulla sfera psicologica che costituisse la base di un buon 'incipit' comportamentale e che comportasse, al tempo stesso, una buona strutturazione del proprio io emotivo.

Solo cosi l'infante avrebbe imparato correttamente, dai propri genitori, a muoversi "nel tempo e nello spazio", affrontando la vita nel migliore dei modi, senza cadere in problematiche di natura interiore e comportamentale.

Con tutte queste premesse, Marco, maturò una personalità e un carattere fortemente di tipo ansioso ed emotivo.

Divenuto adulto arrivò alla sua ben meritata laurea, e riuscì successivamente, non senza grandi difficoltà, a prendersi l'abilitazione da avvocato civilista aprendo il suo studio nel capoluogo della sua città.

Allo stesso tempo prese un appartamento in affitto e andò a convivere con la sua compagna, Lucia Gigliola, con la quale era teneramente fidanzato sin dalla sua adolescenza.

Era un uomo felice, e che iniziava a realizzare i suoi progetti lavorativi con grande speranza e fiducia nel futuro.

A poco a poco, iniziando ad avere una discreta clientela, assunse, nel suo studio, una segretaria e un assistente collaboratore.

Ogni giorno, dal Lunedì al Venerdì, si presentava al foro di Brindisi e con molta loquacità e diligenza teneva le udienze a lui ascritte.

In pochi anni aveva raggiunto un discreto posto nella società, e il suo peculiare modo di redigere gli atti di causa e di presiedere alle udienze, con una precisione e una competenza uniche, lo avevano reso molto stimato tra i suoi colleghi.

La strana malattia

Un giorno, mentre era in udienza a trattare con un suo collega avversario, gli arrivò sul cellulare una telefonata della madre, Elisabetta Suma, la quale lo avvertiva che il padre era svenuto, cadendo rovinosamente a terra, e che l'ambulanza del 118 lo stava portando al pronto soccorso dell'ospedale Perrino di Brindisi per fare degli accertamenti.

Marco, spaventato e senza pensarci due volte, si fece sostituire immediatamente da un suo collega, e con estrema angoscia fuggì via in cerca del padre.

Arrivato in ospedale, lo trovò sedato e disteso su di un lettino, prese di scatto una sedia e l'avvicinò, gli strinse forte la mano destra e angosciato e preoccupatissimo cominciò a piangere.

I medici che gli avevano fatto una Tac all'Encefalo gli diedero, con crudezza e freddezza, la notizia che lui mai avrebbe voluto sentire: il padre aveva una massa tumorale al cervello ed era necessario disporre un ricovero per indagare meglio il tutto.

Da quel maledetto giorno passeranno soli quarantacinque interminabili giorni...

Il padre, sottoposto a diversi indagini strumentali ed

ematochimici, ed infine ad una biopsia cerebrale, venne ritenuto in uno stadio di malattia, talmente avanzato, per la quale nulla si poteva più fare e dimesso al 38° giorno dal suo ricovero, con diagnosi infausta di glioblastoma di quarto grado, venne portato, su consiglio dei medici, a casa sua, affinché potesse spirare nella tranquillità dell'ambiente familiare, e non nel caos e nella sterilità, seppur nella competenza sanitaria, di quello ospedaliero.

Il giorno dopo essere stato dimesso, il padre, come se non aspettasse altro che vedere per un'ultima volta la sua casa, andò in un coma profondo.

Marco, disperato ed avvilito, con premura ed intenso amore, gli somministrava i farmaci endovena e provvedeva a tutto il necessario.

Per lui quei giorni furono, oltre che interminabili, anche terribilmente angoscianti.

Vedere il padre in quella penosa condizione, senza poter minimamente ed efficacemente far nulla, lo faceva stare malissimo.

Diventava, giorno dopo giorno, irrequieto e nervoso.

All'uomo che lo aveva messo al mondo, e che lo aveva cresciuto con amore, nonostante tutte le problematiche prima raccontate, non sapeva come ricambiare, in quell'oscuro e drammatico momento, il tenero affetto ricevuto.

Al 44° giorno l'addome del padre si fece gonfio, tant'è che, dopo molte inutili peripezie da parte di infermieri e medici del 118 intervenuti, alla fine si riuscì ad avere l'intervento di un chirurgo urologo, il quale, arrivato da solo e senza assistente, interveniva operandolo in loco e direttamente sul letto di casa.

La cosa più straziante per Marco non fu il dover assistere a tutto ciò, ma il dover partecipare compiutamente e personalmente all'intervento assistendo il chirurgo in tutte le fasi che lo stesso richiedeva.

Notò che, contrariamente alle rassicurazioni del chirurgo, seppur in coma e quindi non cosciente, al taglio netto dell'addome, il padre ebbe come un sobbalzo dal letto sul quale era disteso.

Il chirurgo -il quale considerato lo stato vegetativo, non aveva nemmeno provveduto a somministrare degli antidolorifici, nonostante la natura dell'intervento fosse assai invasiva-, dichiarò che era stato solo un semplice riflesso e non un segnale di dolore al taglio.

La strana malattia

Purtroppo Marco, come avrà modo di riscontrare negli anni successivi, non dimenticherà mai quell'episodio, e l'angoscia tutta vissuta e questo stato d'animo lo accompagneranno per lungo tempo nel corso della sua esistenza.

Il padre di Marco morì il giorno dopo a causa di una grave infezione che ne provocò l'arresto cardiaco.

Morì mentre Marco, stringendogli un'ultima volta la mano, con uno stetoscopio auscultava il suo battito ormai gravemente aritmico.

Era la prima persona che vedeva morire e il crudele fato volle che fosse proprio il padre.

Vederlo spegnersi così cambierà la sua vita e avrà modo di scoprirlo da lì a breve.

Passati i giorni del lutto, ritenne che tornare a lavorare e a pieno titolo lo avrebbe, in una qualche maniera e misura, distratto da tutto ciò e aiutato a reagire al meglio, ma presto si sarebbe dovuto ricredere.

Dopo circa due mesi, dalla morte del padre, iniziava ad accusare dei lievi, ma frequenti, dolori ai piedi e alle ginocchia -le quali scricchiolavano al minimo movimento-, oltre ad avvertire, frequentemente, delle improvvise palpitazioni e tachicardie.

I dolori articolari diventavano più forti se camminava molto o anche solo se stava troppo tempo in piedi.

Si presentavano, talvolta, anche degli improvvisi mal di schiena, i quali perduravano anche per giorni.

Iniziava ad essere poco attento a lavoro e poco preciso nella stesura dei suoi atti di causa, cose, queste, alquanto estranee al suo modo di essere da sempre.

Dimenticava, inoltre, orari di appuntamenti e altro; era come se qualcosa in lui iniziasse a non andare bene, ma nei primi tempi non diede molta importanza a tutto ciò, finché non iniziò anche ad avere una forte e continua sensazione di calore al capo, come se si trattasse di una costante sensazione di febbre, la quale aumentava con dei semplici sforzi fisici, ma anche di tipo mentale.

Attività come il semplice studiare, leggere, o anche solo parlare per un certo tempo, erano divenute oramai difficoltose e troppo pesanti per lui.

La sua vita stava per sfuggirgli completamente di mano, ma lui, ancora, non poteva immaginarlo.

A lavoro era diventato ormai assente, e sempre più

spesso si faceva sostituire dal suo collega.

Nel suo studio, per ricevere i clienti, arrivava frequentemente solo nel tardo pomeriggio, ma tutto sommato, per via del suo tragico e recente lutto, incontrava la comprensione totale dei suoi colleghi.

Frequentemente era, inoltre, affetto da influenza e da infezioni varie.

Quell'anno aveva già avuto tre episodi influenzali, uno nel mese di ottobre e due nel mese di novembre; era un continuo andare dal medico per farsi prescrivere ora un farmaco ora un altro, a causa dei tanti disturbi e sintomi che si intervallavano tra loro.

Tra ricorrenti mal di testa, vari scompensi intestinali, e gli altri sintomi prima descritti, iniziò, dopo un po', ad avere anche un continuo dolore alle mani e frequenti formicolii a braccia e gambe.

Avvertiva molto spesso anche un senso di nausea e sintomi diarroici.

Il suo medico curante, tuttavia, oltre a richiedergli alcuni esami ematochimici, risultanti nella norma, non poté fare alcuna diagnosi dei sintomi.

Una notte, all'incirca alle tre, si svegliò di colpo non

riuscendo a muoversi per niente.

Tutti gli arti erano completamente insensibili.

Dovette farsi assistere dalla sua compagna e convivente, la quale, su suo consiglio, iniziò a muoverli passivamente uno a uno fino a quando non sentì di poterlo fare autonomamente.

Si misurò la pressione arteriosa, la quale risultò elevatissima.

Chiamata l'ambulanza del 118, fu accompagnato nell'ospedale di Francavilla Fontana.

Venne ricoverato per alcuni giorni nel reparto di medicina e tra gli esami svolti risultarono alterati l'aldosterone e l'adrenalina plasmatica (ormoni della ghiandola surrenale).

L'alterazione era tale che indusse i medici a consigliare al povero Marco una visita endocrinologica, da programmare, per un sospetto tumore surrenale.

Negli anni Marco, a seguito dei suoi strani sintomi accusati, avrebbe accumulato svariate diagnosi errate tra le quali alcune davvero fantasiose e oltremodo fuori luogo.

Dopo una serie iniziale di ripetuti esami e visite specialistiche in ambito endocrinologico -eseguiti con tre ricoveri a Pisa, in un Clinica universitaria specializzata in endocrinologia, con diagnosi che andavano dal Morbo di Addison all'Adenoma Ipofisiario- venne, alla fine, indirizzato da un neurologo per via di una elettromiografia eseguita e che era risultata alterata.

Sul sospetto di una patologia di natura muscolare, il neurologo gli eseguì una biopsia al muscolo retto femorale della gamba destra.

Questa biopsia evidenziò un processo di flogosi non ben definito a carico delle cellule connettivali.

A causa anche del persistente dolore ai piedi venne disposta -dopo una risonanza magnetica, la quale rilevò fibromatosi del connettivo- un'ulteriore biopsia a carico del malleolo del piede destro che evidenziò fibroelastosi e ialinosi del derma profondo.

Un altro prelievo bioptico venne disposto a carico del muscolo bicipite sinistro, al San Raffaele di Milano, in un reparto specializzato in malattie neuromuscolari.

In questo centro specializzato, la biopsia diede questa volta esito negativo, mettendo in luce solo minime alterazioni non significative.

Dopo aver escluso malattie e tumori endocrini, si

escludevano ulteriormente, dunque, anche patologie neuromuscolari, ma, al contempo, si prendevano in esame diagnosi di tipo reumatologico.

A loro volta, anche le indagini di tipo reumatologico, dopo un altrettanto calvario di ricoveri ed esami, davano infine esito negativo.

L'unica cosa che si poté notare fu che con un antireumatico, a rilascio graduale, tutti i sintomi di dolore articolare e di sensazione di calore al capo si attenuavano molto, per cui, non essendo riuscito a trovare una diagnosi per i suoi sintomi, il reumatologo gli prescrisse solo questo, vista la sua efficacia sui suoi fastidiosi e strani sintomi.

Tuttavia, dopo averlo preso cronicamente per alcuni mesi, lo stesso ridusse il suo effetto inducendo, invece, la cronicizzazione degli stessi sintomi e dando luogo ad un peggioramento che stava per partorire la sua massima espressione negativa; fatto, questo, che costrinse Marco a sospenderlo del tutto, prendendolo solo al bisogno, ovvero quando i dolori erano forti.

Erano passati ben tre anni dalla morte del padre e dall'inizio del suo calvario.

Altro fatto peculiare fu che sebbene Marco fosse, sin

dall'adolescenza, un soggetto allergico a diversi pollini primaverili, ma senza aver avuto mai particolari sintomi, in quel periodo iniziò a soffrire anche di frequenti crisi di attacchi d'asma, anche gravi, e allergia a sostanze che mai, prima di allora, aveva avvertito.

Per cui fu presto indirizzato da uno specialista pneumologo, il quale gli prescrisse, per svariate settimane, uno spray contenente un corticosteroide e un broncodilatatore.

Avvenne però che nel frattempo si era manifestata, con persistenza, un sintomo di iperventilazione -"fame d'aria"-, e una marcata difficoltà ad addormentarsi, con continui risvegli notturni.

Gli strani sintomi convivevano sempre più prepotentemente ed insistentemente nella sua vita tanto che, ormai da tempo, aveva iniziato ad incontrare l'incomprensione e il pregiudizio dei parenti e dei colleghi di lavoro, i quali non riuscivano a spiegarsi come, nonostante le svariate indagini e tutti i ricoveri subiti, i suoi sintomi, in generale, non fossero stati ancora minimamente inquadrati, non avendo, appunto, ricevuto alcuna precisa diagnosi di malattia.

Passarono altri due anni senza fare nulla di particolare e nel corso dei quali la vita di Marco era diventata un vero inferno.

Un giorno, mentre stava dibattendo una sua causa in udienza (una delle poche alle quali ormai lui assisteva) davanti al giudice, il dott. Loiacono, della 3° sezione civile, iniziò ad avere una forte debolezza.

Il suo respiro diventò affannoso tant'è che si accasciò a terra scaraventando di lato i fascicoli che aveva in mano e facendoli finire su due suoi colleghi di lavoro.

Il Giudice fu costretto a sospendere immediatamente l'udienza in corso.

Venne chiamata l'ambulanza del 118 e Marco fu portato al pronto soccorso e ricoverato nell'ospedale Perrino di Brindisi.

Durante il ricovero i medici fecero un Tac, e una Risonanza Magnetica al cervello, ma non fu trovato nulla di rilevante.

Dopo svariate misurazioni della pressione arteriosa si riscontrò che il livello della stessa era stabilmente bassa e che tale valore si abbassava ulteriormente nella stazione eretta, per cui si procedette a dimetterlo con diagnosi di ipotensione di tipo ortostatica.

Nessuna cura gli fu prescritta se non un ansiolitico benzodiazepinico che Marco avrebbe dovuto assumere tre volte al giorno, ad intervalli regolari di 6-8 ore, per ridurre l'ansia e per fare un buon sonno notturno di cui peraltro tanto necessitava e da tempo.

Appena assunse il farmaco gli sembrò di rinascere.

Già il giorno dopo averlo assunto si sentiva molto meglio; tutti i dolori articolari si erano attenuati; la sensazione di calore al capo era scomparsa, per cui, sorpreso, credette di avere trovato finalmente la cura a questi suoi strani ed inspiegabili malesseri.

Decise che non avrebbe mai lasciato quel farmaco vista la sua benefica azione che gli procurava.

Per alcuni mesi si sentì quasi rinato, tuttavia, in seguito, i suoi sintomi, gradatamente, iniziavano a ricomparire.

Tutto questo per Marco diventò inspiegabile.

Si documentò e parlandone col medico curante decise di aumentarne il dosaggio; trovò subito il sollievo cercato e continuò così per ancora qualche altro mese.

Trascorso tale periodo tutto sembrava ricominciare

tant'è che decise ancora una volta di aumentarlo, ma questa volta non sortì più l'effetto desiderato, anzi, oltre ai sintomi precedenti che erano tutti ricomparsi si associavano anche sintomi di intorpidimento, di lievi tremori alle mani, di continua sonnolenza, di mancanza di memoria, e tanto altro ancora.

Marco, che sembrava essere affetto da una patologia misteriosa, strana ed apparentemente incurabile, divenne, presto, fisicamente e psicologicamente dipendente da questa sostanza tant'è che non poteva più assolutamente farne a meno.

Era come un tossicodipendente dalla sua sostanza a tutti gli effetti.

Impelagato in tutta questa situazione trascorsero altri tre anni, nel corso dei quali aveva perso buona parte dei suoi clienti dello studio.

Difatti era da un bel po' che non compariva più ad un'udienza, in quanto si sentiva ormai così mentalmente e fisicamente debole ed inadeguato da evitare qualunque situazione o circostanza emotivamente di rilievo.

Si sentiva uno straccio, inutile perfino a se stesso.

Aveva perfino smesso di guidare, perché le pupille

erano, da qualche tempo, divenute così sensibili agli stimoli luminosi, e la sera i fari delle auto lo abbagliavano così tanto, che alla fine decise di arrendersi a quella che oramai era diventata, per lui, una situazione del tutto irrecuperabile.

Tutto ciò lo aveva reso molto nervoso ed irrequieto.

La sua compagna, oramai stremata e stanca dei continui litigi, delle continue incomprensioni e delle continue, ed inspiegabili, lamentele fisiche di Marco, da un anno se n'era andata via di casa, lasciandolo solo al suo destino.

Marco aveva deciso, dal canto suo, di ritornare a vivere da sua madre e, in un certo senso, questo lo aiutò molto psicologicamente, in quanto gli sembrò di vivere nell'affetto e nella comprensione che in tutta quella situazione solo una madre era ancora in grado di offrire incondizionatamente.

Nella totale disperazione, e dietro consiglio del medico curante, eseguiva una visita psichiatrica, la quale dava anch'essa esito negativo riscontrando solo dell'ansia, associata e conseguente, alla serie di sintomi avvertiti e non meglio diagnosticati.

Ansia che negli anni si era venuta a creare e che si

era manifestata entrando prepotentemente nella sua vita.

Gli venne consigliato di continuare a prendere l'ansiolitico e di non sospenderlo perché ritenuto, in una qualche misura, utile.

Un'ulteriore visita psicoterapeutica dava anch'essa esito negativo.

Di fronte a tutto questo, Marco si lasciava andare allo sconforto totale disperando ormai del tutto che un giorno sarebbe potuto finalmente arrivare ad una diagnosi dei suoi svariati sintomi, e quindi a una cura e a una tanto agognata guarigione.

Oramai vedeva la sua futura esistenza da perenne malato incompreso da tutti e soprattutto da chi più gli stava vicino.

Infatti, dopo i primi tempi in cui si erano fatte le prime diagnosi, poi tutte sempre inevitabilmente smentite e ritenute erronee, le persone a lui vicino furono ormai pervase dal credere che tutti i suoi sintomi non fossero reali, visto che nemmeno i medici, nonostante tutti i vari ricoveri e gli esami effettuati, ne avevano mai compreso l'origine.

Ogni mattina non aveva più voglia di affrontare la giornata; la propria debolezza mentale e fisica, e tutti i suoi malori, lo avevano portato a vedere con pessimismo anche le cose più belle e tenere della vita.

Era ormai persuaso dal pensiero che qualunque fosse stata la malattia di cui soffriva doveva sicuramente trattarsi di qualcosa di estremamente grave che lo avrebbe portato, da li a breve, inevitabilmente alla morte.

La stessa idea della morte, in quei lunghissimi momenti, rappresentava per lui una sorta di liberazione, perché considerata l'unica in grado di mettere fine a tanta sofferenza.

Passarono altri due anni e oramai Marco era ridotto uno straccio, irriconoscibile a chiunque.

Nel frattempo era stato costretto a licenziare la sua segretaria per via del poco lavoro ormai a disposizione.

Dopo un po' anche il suo collaboratore, stanco di tutta la situazione, si era dimesso per andare a lavorare in un altro studio legale.

Oramai non aveva più il suo lavoro; restituì alla titolare lo studio che all'epoca aveva preso in affitto, e tutte le cause pendenti furono passate a un suo collega che avidamente non ci aveva pensato due volte a togliergli ogni speranza lavorativa futura.

La strana malattia

Ridotto in questo stato, senza più il suo lavoro, senza la forza e le energie mentali per potersene cercare un altro, senza più la sua compagna che un tempo aveva amato, ma che ora lo aveva lasciato nella più totale indifferenza, senza nemmeno più un'auto, viveva oramai solo unicamente della pensione della povera madre, la quale si angustiava per via della sofferenza e del dolore del figliolo che tanto aveva faticato nella vita per ottenere quello che aveva desiderato, e che ora, invece, si trovava in quelle, quanto mai, disperate condizioni.

Un giorno, mentre era solo in cucina e guardava la tv, diventata, da tempo, unica sua vera compagna di svago, pensando a come potesse farla finita una volta per tutte, gli venne in mente di prendere il tubo della bombola del gas che scollegò dal suo posto e che tagliò da una estremità per poi metterselo successivamente in bocca.

Aprì di getto la manopola del gas prima che potesse cambiare idea, ma dopo qualche secondo iniziò a girargli fortemente la testa e fortuna volle che gli venne un gran senso di nausea per cui lo lasciò cadere e vomitò riprendendo fiato.

Ritornando a casa, la madre vide tutto e capì, corse

verso il figlio e lo strinse tra le braccia e piangendo gli disse che se lui avesse fatto nuovamente quel gesto, lei stessa, disperata, lo averebbe seguito, per cui se le voleva davvero bene non doveva riprovarci più.

Marco visse quel momento con un profondo senso di colpa e di vergogna; si sentiva come un parassita inerme di fronte a quella madre che tanto amava e che avrebbe voluto e dovuto, invece, aiutare e sostenare, anziché diventare per lei causa di dolore indicibile e di sofferenza impenetrabile.

Tuttavia svariate volte pensò ancora a come farla finita.

Era un irrefrenabile impulso più forte della sua volontà, anzi era la sua stessa volontà ad essere continuamente pervasa da quel pensiero, ma quel momento vissuto assieme a lei e le parole dette in quella circostanza gli rimasero così impressi nella mente tanto da farlo sempre, alla fin fine, desistere in successivi reali tentativi.

I metodi che aveva in un primo tempo pensato efficaci andavano dall'impiccarsi all'ingestione di cocktail di farmaci, fino allo spararsi direttamente in testa con la pistola che possedeva fin da giovane per via di un porto d'armi che aveva preso per uso sportivo.

Un giorno la madre cadde in strada e si ruppe severamente il femore.

Si allettò per svariati mesi e, nella sua condizione altrettanto tragica, era costretta a fare affidamento sul suo unico figlio.

La sua misera pensione non sarebbe mai bastata per assumere una badante, per cui Marco si vedeva anch'egli obbligato a prestarle assistenza.

Il farmaco ansiolitico lo aveva reso intorpidito, smemorato, frequentemente assonnato, il ché rendeva difficile l'adempimento di questo suo doveroso impegno verso la madre.

Un giorno, ascoltando una trasmissione in tv, ebbe modo di conoscere come un ex alcolista era riuscito a liberarsi dalla sua dipendenza dall'alcol e come, durante la quale, lo stesso avesse provato gli stessi sintomi di intorpidimento, di sonnolenza e di smemoratezza.

Marco, davanti alla testimonianza di quest'uomo, rivide se stesso, soprattutto in relazione all'assunzione cronica dell'ansiolitico e alla sua dipendenza.

Animato da un inaspettato scatto di forza nei

confronti della sua povera esistenza di vita decise, dunque, di informarsi per bene, facendo numerose ricerche in internet su quali fossero gli effetti negativi che questi farmaci potevano dare, scoprendo sorprendentemente che di molti aveva già sofferto nel corso degli anni dall'assunzione del farmaco e che gran parte erano proprio dovuti all'assunzione dello stesso, e dopo un attenta analisi del tutto, dopo essersi documentato su come fosse possibile sospenderlo e, soprattutto, dopo svariati giorni di studio molto impegnativi, in cui si accanì notevolmente, comprese cosa fare.

La situazione nella quale iniziò non fu affatto facile per via di tutta la sintomatologia di cui soffriva e per via del fatto che doveva, inoltre, assistere la madre così tanto bisognosa viste le precarie condizioni in cui anch'ella versava.

Iniziò quindi col diminuire, gradatamente, il dosaggio del farmaco in modo tale che la sospensione assoluta avvenisse solo sei mesi dopo.

Quello fu il periodo più terribile della sua vita; oltre a tutti i sintomi già presenti se ne associarono altri.

L'astinenza, inoltre, per i primi tre mesi fu talmente

forte da rendere Marco sempre più debole e vulnerabile ad ogni tipo di stress.

Come la madre anch'egli si mise a letto; la maggior parte del giorno restava coricato con la speranza che il tempo passasse velocemente e che le crisi di astinenza, e la dipendenza, potessero piano piano scomparire.

Si alzava solo per accudire la madre e per cucinarle qualcosa.

Spesso Marco nemmeno mangiava, ma a lei non faceva mancare nulla.

Nessuno in quei mesi gli fu vicino e neppure la madre di nulla si accorse se non del fatto che lo vedeva continuamente indebolito, fiacco e quasi sempre allettato.

Nessuno li aiutò; nessuno andò mai a trovarli, eppure avrebbero avuto bisogno di tutto e di tutti, ma furono, invece, abbandonati completamente a se stessi, legati nel sangue e nello spirito da un reciproco e grande amore.

Passarono circa sei mesi; la madre non ebbe però più modo di riprendersi da quella brutta caduta; era rimasta allettata ed era peggiorata considerevolmente, forse anche per via dell'età avanzata.

La strana malattia

Nel corso del tempo aveva avuto due episodi di trombosi venosa profonda e dovette fare tutto quello che la patologia sopravvenuta richiedeva.

Marco, esasperato ed estenuato dalla sua sofferenza e da quella della madre, non aveva però rinunciato all'intento di lasciare l'ansiolitico e all'idea di liberarsi definitivamente di quella odiosa dipendenza, anche se tutto risultò estremamente duro.

Nonostante la sua difficoltosa condizione di salute mentale e fisica assistette la madre sempre con amore e grande premura.

Dopo altri due mesi anche lei venne a mancare a causa di un improvviso infarto, il quale fu talmente acuto e grave da non lasciarle tempo per accorgersi di nulla.

Marco, questa volta, all'ennesimo suo grave lutto, reagì con forza e grande determinazione, non lasciandosi andare come, invece, si sarebbe potuto immaginare nelle sue circostanze tutte.

In questi mesi si era documentato così tanto sui suoi sintomi e sulle patologie ad essi attinenti che era diventato una specie di autodidatta medico di se stesso.

Dopo aver subìto e incassato l'ennesimo e duro

colpo con la perdita di sua madre, nella piena, assoluta e decisa convinzione di voler definitivamente riprendere in mano la sua vita, ormai libero dall'astinenza del farmaco ansiolitico, decise, con l'aiuto del suo medico curante, di andare a farsi visitare, ancora una volta, da uno psichiatra.

Infatti, nel tempo, aveva iniziato a comprendere, e purtroppo solo con la sua tenacia e i suoi studi, che probabilmente tutti i suoi sintomi iniziali erano il frutto di un'ansia somatizzata associata a una depressione cronica (distimia), ai quali nel tempo si erano uniti i sintomi dovuti alla cronica assunzione dell'ansiolitico.

Lo psichiatria, vedendolo clinicamente "depresso", gli prescrisse un antidepressivo SSRI ("inibitore selettivo della ricaptazione della serotonina") e un nuovo ansiolitico, anche se Marco non gli nascose le sue grandi perplessità nutrite in merito all'assunzione di quest'ultimo farmaco.

Marco, tuttavia, era estremamente deciso a non fare più uso dell'ansiolitico, ritenendolo del tutto controproducente -visto il suo precedente vissuto-, e iniziò ad assumere solo l'antidepressivo -opportunamente comprato in gocce-, e ad un dosaggio molto basso, il quale avrebbe dovuto gradatamente aumentare nel tempo.

La strana malattia

Avvertiva, sin dai primissimi giorni, che la sua volontà e i suoi pensieri diventavano più vigorosi, ma, al contempo, il passato uso cronico che aveva fatto dell'ansiolitico aveva reso, tanto più come sintomo da sospensione, le sue pupille ipersensibili agli stimoli, e notava, con grande sua disperazione, che le stesse sotto l'effetto dell'antidepressivo si dilatavano a tal punto da non poter più riuscire a mettere bene a fuoco gli oggetti, con una conseguente smisurata ed insopportabile sensazione di fastidio agli occhi.

Deciso, ormai, ad uscire fuori dalla sua situazione, continuò, con grande tenacia, ad assumere l'antidepressivo, ma verso la sesta settimana dall'assunzione, nel pieno dell'effetto del farmaco, le sue pupille erano talmente e continuamente dilatate da dover ormai, necessariamente, smettere di continuare a prendere il farmaco.

Si rivolse ancora al suo medico curante, il quale gli cambiò l'antidepressivo con un altro della stessa classe degli SSRI, ma anche questa volta a nulla servì, in quanto la dilatazione pupillare si presentò allo stesso modo.

Ancora una volta, dal suo medico, l'antidepressivo gli fu cambiato con un altro della stessa classe, e ciò si ripeté ancora per altre due volte, ma a nulla servì, perché la forte dilatazione pupillare che si veniva a creare sembrava inevitabile sotto l'effetto di quel farmaco.

Marco era disperato, e per altri tre mesi ancora, deciso a guarire e a riprendersi la sua vita, continuò, senza assumere alcun farmaco, a studiare assiduamente ricercando studi sulla patologia dell'ansia depressiva e sui sintomi da sospensione dell'uso cronico dell'ansiolitico benzodiazepinico.

Provò tanti rimedi naturali, dal Triptofano, il quale allo stesso modo gli causava dilatazione pupillare, per finire alla semplice assunzione di 250 mg di vitamina B6 e di 500 mg di vitamina C, i quali, oltre a causargli lo stesso sintomo, gli causavano anche un aumento dello stato di ansia e della frequenza dei suoi mal di testa.

Tutto sembrava inutile; sia la medicina tradizionale, sia la medicina naturale non erano finora riusciti a dargli alcun miglioramento.

Marco era ormai convinto che la sua malattia fosse l'ansia depressiva e sapeva che andava correttamente curata con un antidepressivo SSRI, tuttavia aveva allo stesso modo compreso che non averla per nulla curata nei primi tempi e per lungo periodo, e, anzi, aver tentato, inconsapevolmente, di curarla con un ansiolitico benzodiazepinico (prescritto da un medico), oltre ad aver prolungato oltremodo i tempi della sua diagnosi, aveva creato in lui dei complessi sintomi da sospensione, i quali avevano reso il trattamento della sua patologia alquanto difficile e complicato.

Convinto sul da farsi contattò, per suo conto, un altro psichiatria, e si fece dare un appuntamento urgente.

Quello fu forse il giorno più bello della sua intera esistenza, perché fu certamente il giorno in cui si sentì liberato dal peso insostenibile di anni di incompresa sofferenza.

Questo medico era una persona di un'età avanzata, ben curato e con una lunga barba.

Il suo aspetto e il suo modo di parlare facevano provare a Marco un certo senso di sicurezza.

Il medico, dopo averlo ricevuto nel suo studio e dopo averlo fatto accomodare su di una comoda poltrona, lo fece parlare a lungo.

Marco gli raccontò tutta la sua vita, 'aprendosi' completamente.

Quando ebbe finito di raccontare la sua storia, ad un

unico cenno, con la mano, del medico, rimase subito in silenzio.

Nei mesi di studio si era già fatta una sorta di autodiagnosi, ma aveva bisogno che qualcuno di veramente competente gli desse ragione senza il bisogno di proferire alcunché, giusto per dare piena conferma a tutto quello che pensava già.

Il caro medico posò gli occhiali e, intento ad aprire definitivamente come per una sentenza la sua bocca, prese una penna in mano e iniziò a disegnare su di un foglio bianco e pulito.

Marco mai più avrebbe dimenticato, in tutta la sua vita, quegli schizzi non appena li avrebbe visti e capiti.

Il medico finì di disegnare e segnò qualcosa di scritto.

Prese la sua sedia e si sedette vicino al povero Marco e iniziò a parlargli.

Ebbene tutti i sintomi che aveva provato in passato, nonché quelli presenti, richiamavano fortemente ed in modo abbastanza chiaro un disturbo chiamato distimia, la quale nel suo caso era associata a dell'ansia che aveva somatizzato.

"Distimia associata a svariati sintomi somatoformi indifferenziati": questa fu la diagnosi precisa e specifica che gli fece.

Si trattava di un disturbo unicamente ed assolutamente ricollegabile ad una complessa disfunzione neurotrasmettitoriale del S.N.C. ("sistema nervoso centrale").

Egli probabilmente aveva ereditato la propensione a tale disfunzione dalla madre, la quale era da sempre stata affetta da disturbi depressivi maggiori.

A crearla era stata la cronica deficienza del segnale della serotonina cerebrale, insorta probabilmente e chiaramente molti anni prima, tuttavia non era stata questa la causa diretta ad aver creato tutti i suoi sintomi.

Infatti essa era solo la causa primaria e scatenante di una cronica e conseguente alterazione dei recettori serotoninergici, i quali erano diventati ipersensibili nel loro continuo, ma inutile, tentativo di sopperire alla cronica deficienza del loro neurotrasmettitore.

Perfino i rispettivi neuroni si erano, certamente, per via dell'ivi conseguente aumentato metabolismo, in parte atrofizzati.

La strana malattia

L'ipersensibilità dei recettori serotoninergici causava a sua volta ripetute e moderate alterazioni su altri segnali neurotrasmettitoriali e recettoriali risultando quindi causa e concausa di un disturbo ancora più complesso e variegato.

Queste alterazioni tutte erano state le uniche responsabili di tutta la sintomatologia manifestatasi da anni nella sua vita.

Per cui Marco non aveva mai sofferto di malattie "fisiche" ("organiche"), ma di una patologia del S.N.C. per la quale il cervello, il quale presiede a tutte le funzioni del corpo oltre a quelle psichiche, aveva, nel suo stato di complessa e svariata alterazione, dato luogo a tutta la sua sintomatologia.

Marco fu fortemente risollevato da questa diagnosi elargita dal caro medico.

Era la stessa che lui aveva compreso e, di scatto, si alzò abbracciando e ringraziando ripetutamente il dottore.

L'uomo molto commosso, ma per niente imbarazzato, dopo aver ribadito brevemente il tutto, si lasciò cadere qualche lacrima di gioia e, prendendo la mano del caro Marco, gli disse che questi problemi sarebbero scomparsi nel giro di qualche mese con la giusta terapia farmacologica, e che a nome di tutta la categoria dei medici gli chiedeva profondamente scusa, perché tutta la colpa dell'esistenza rovinata non poteva che essere unicamente addebitata alla negligenza e all'incompetenza di tutti quei numerosi medici che lo avevano fino ad allora curato e che, paradossalmente, non solo non avevano mai saputo spiegare la causa dei suoi sintomi, ma avevano addirittura, incomprensibilmente, dato luogo a tutta una serie di diagnosi e di conseguenti terapie e dinamiche che avevano avuto come conseguenza quella di aggravare e di complicare sia la sua salute sia il suo stato psicologico.

Fatte queste premesse, gli prescrisse un farmaco inibitore selettivo della ricaptazione della serotonina -SSRI-, dal nome cipralex, il quale, nel tempo, avrebbe portato, per via della costante e uniforme presenza del segnale della serotonina cerebrale che si sarebbe venuto a creare, alla conseguente normosensibilizzazione dei rispettivi recettori, dando pure luogo ad un susseguente riassesto di altri segnali neurotrasmettitoriali e recettoriali che a causa di questa problematica erano stati, nel tempo, alterati.

Questa terapia, la quale, a questo punto, sarebbe

La strana malattia

stato costretto a seguire a vita, avrebbe pure, nel tempo, normalizzato i rispettivi neuroni che fino a quel momento si erano atrofizzati per via della patologia non diagnostica e quindi non curata, e la terapia, se correttamente eseguita, avrebbe, inoltre, comportato un ritorno delle piene capacità cognitive ed intellettive e della voglia di vivere appieno.

Tuttavia, il buon medico, come per un elargitore di buone notizie, riguardo alla sua dilatazione pupillare, motivo per cui Marco non era riuscito, in precedenza, a curarsi con l'antidepressivo, gli spiegò che, purtroppo, questo sintomo, come già aveva compreso Marco, era strettamente legato -oltre all'effetto negativo anticolinergico dell'antidepressivo- all'assunzione cronica dell'ansiolitico benzodiazepinico, in quanto questi aumentando la permeabilità cellulare del segnale neurotrasmettitore Gaba -il quale rallenta la velocità delle sinapsi tra i neuroni (ecco perché ha effetti rilassanti e sedativi)- aveva reso i suoi rispettivi recettori gabaergici iposensibili, cosa, questa, che associata all'ipersensibilità dei recettori della serotonina aveva reso inefficienti e alterati anche i recettori del neurotrasmettitore acetilcolina deputata, tra le altre cose, al restringimento e al controllo pupillare.

Per cui, a seguito di ciò, e di quanto dallo stesso Marco riferitogli in seno alla marcata dilatazione pupillare, la quale aumentava a seguito dell'assunzione dell'antidepressivo SSRI, avrebbe dovuto assumere, e per lungo tempo, anche un integratore di colina (una vitamina del gruppo B, la quale era la sostanza che nel cervello era deputata alla produzione del neurotrasmettitore acetilcolina, per l'appunto) a un dosaggio di circa 1.000 mg al giorno.

Infine, con una grande e smisurata pazienza e umanità, nonchè infinite rassicurazioni alle mille domande poste da Marco, il medico gli promise che il suo calvario avrebbe presto trovato la sua fine, e che sin da subito sia il suo stato di ansia somatizzata sia il suo stato di dilatazione pupillare avrebbero trovato un congruo miglioramento fino alla prossima completa guarigione.

Marco e il dottore si strinsero la mano fortemente.

Il primo sorrise e tutto contento prese la prescrizione medica stringendola gelosamente e vigorosamente nella mano destra.

Salutò il medico, il quale, teneramente, fiero del suo lavoro e dell'aiuto che era stato in grado di offrire, gli raccomandò di ritornare a breve per vedere come stava e per valutare il proseguo della cura.

Nei giorni seguenti seguì alla lettera tutto quanto gli era stato detto, e come avviene nelle rinascite, a distanza di anni da quella lunga e terribile esperienza che mai potrà dimenticare, Marco, oggi, vive una vita felice, essendo del tutto guarito dalla sua malattia.

Come gli aveva promesso il medico tutti i suoi sintomi migliorarono velocemente, infatti l'assunzione della colina, controllando la dilatazione pupillare, permetté il proseguo della terapia con l'antidepressivo SSRI, e quindi la cura divenne possibile e risolutiva.

Marco non è più un avvocato; non ci tiene più ad essere qualcuno nella società.

Gli basta essere diventato se stesso, essere guarito; gli basta essersi conosciuto a fondo e in profondità e aver ripreso la sua vita in mano.

Oggi vive da solo, ha cambiato casa, in quanto ne ha preso una più piccola.

Lavora come cameriere in una pizzeria a Brindisi; tutte le sere è lì, non si assenta mai, lo si può riconoscere dal sorriso, dalla gioia di vivere e dalla gentilezza con cui accoglie e serve i clienti.

La strana malattia

Adesso Marco è un uomo nuovo.

Ci sono voluti tanti anni per arrivare a questa sua rinascita, e per raggiungere questo stato ha dovuto fare i conti col continuo dolore, nell'assoluta incomprensione e completa solitudine interiore.

E' stato costretto a convivere con esso gran parte delle sue giornate; ha indagato e poi successivamente compreso l'origine del suo male, ma poi, così come avviene nelle storie a lieto fine, grazie alla sua forza d'animo e alla sua caparbietà, ha trovato il coraggio per sfidarlo e alla fine di questa dura battaglia lo ha annientato, vincendo la sua guerra.

I suoi nemici infernali erano gli 'antichi', 'sanguinari' ed irremovibili 'giganti' interiori, in una assurda lotta che ha dovuto perpetrare contro se stesso, senza mai incontrare pietà alcuna da parte di nessuno.

Tanti anni di sofferenza lo hanno sicuramente segnato, ma adesso Marco è un uomo libero e in barba alla negligenza di tutta la gente che avrebbe dovuto, invece, essere in grado di aiutarlo adesso può finalmente 'vivere' e sentirsi un uomo libero.

Come per un assurdità di ogni tempo, l'umanità tutta

anche se è concorde nel dichiarare il malato fisico degno di tutta pietà, e questi ne incontra tanta, quando, e se, è fortunato, del malato interiore non riesce ad avere pietà vera, infatti, per quest'ultimo, nessuno riesce ad avere profonda comprensione, eppure è proprio colui che con le sue sole forze interiori non riesce a farcela.

Il malato fisico, anche quello più grave, ben potrà auto-sostenersi, ma il malato interiore come potrà farlo?

*

Seconda Parte
Manuale pratico
Capitolo 1 - Premessa

Questa malattia dal nome di ansia, di natura depressiva o non depressiva, di cui molti sono i soggetti, in tutto il mondo, che ne sono consapevolmente, o inconsapevolmente, afflitti, nell'era moderna caratterizzata com'è dallo stress cronico di un modo di vivere affannoso e fulmineo, sta coinvolgendo numerosi, troppi, individui, i quali ricorrendo, presto o tardi, ai medici, non trovano, se non solo di rado, una reale diagnosi e conseguentemente una giusta cura ai loro sintomi e alla loro malattia.

Ecco lo scopo di quest'opera: portare alla conoscenza del lettore, eventualmente afflitto (lui o un suo caro, o conoscente) da quanto qui in esame, una questione, la quale seppur complessa, è maggiormente complicata dalla poca conoscenza, nel merito, in ambito medico e non solo prettamente medico.

Certi sintomi o manifestazioni di malattia, dovrebbero incontrare un più preciso, competente e corretto approccio clinico-diagnostico da parte del medico in generale, e tanto più da parte dello psichiatria, dovendosi, sempre e comunque, porre il malessere accusato dal paziente in una visione completa a 360°.

Mente e corpo sono inscindibili, e in quanto tali non possono essere singolarmente valutati da sé e per sé.

Oggi ci sono milioni di persone nel mondo che assumono comunemente e cronicamente ansiolitici benzodiazepinici, e per i più svariati motivi e sintomi clinici, per di più in una ormai dilagante cultura dell'auto-prescrizione.

Ciò avviene soprattutto per un del tutto errato approccio medico-scientifico in seno a dette problematiche, essendosi instaurata l'abnorme erronea idea comune che fare uso di ansiolitici benzodiazepinici (i comuni farmaci ansiolitici prescritti da psichiatri e non solo) curi l'ansia, quando così assolutamente non è.

Infatti è vero l'esatto contrario.

Questi farmaci vanno più che bene per allentare, al bisogno e solo in tal caso, sintomi acuti di ansia (attacchi di panico, stato di particolare agitazione, o come coadiuvanti, nei primissimi giorni, e solo con un preciso criterio, di assunzione della terapia antidepressiva, e via dicendo), ma non servono minimamente per la cura della stessa, anzi.

La strana malattia

Vengono, comunemente, usati, ottimamente e correttamente, anche in fase di preanestesia in occasione di interventi chirurgici.

Fuori da questi casi qui elencati, l'assunzione di questi farmaci è altamente ed assolutamente sconsigliabile, tanto più il loro uso cronico e costante.

L'ansia, di natura depressiva o non depressiva, come anche la depressione in genere, sia maggiore, sia cronica (distimia), avvengono, unicamente, per una continua e prolungata diminuzione del segnale del neurotrasmettitore serotonina ("ormone del benessere e della felicità") nel S.N.C. sia per via di un'eventuale predisposizione familiare sia e/o anche per via di particolari e prolungati eventi traumatici della vita (dove per "particolare e prolungati" debbono intendersi in rapporto alla sensibilità individuale del soggetto che li subisce).

Questa prolungata diminuzione del segnale della serotonina non è la causa diretta dei sintomi della malattia, ma solo indiretta, in quanto a creare i sintomi e la malattia è solo la conseguente ipersensibilità che si viene a creare a livello dei recettori della serotonina, i quali venendosi a trovare nella prolungata circostanza di "fame" nei confronti del loro segnale diminuito (serotonina) diventano più sensibili a quel poco presente, in una sorta di lunga e complessa catena, producendo, dunque, una iper-risposta agli stimoli verso i quali sono deputati a reagire.

La cura di questa complessa situazione non può, dunque, essere assumere un farmaco ansiolitico benzodiazepinico, il quale aumenta un altro segnale, ovvero il neurotrasmettitore Gaba, deputato a rallentare la velocità delle sinapsi neuronali, ovvero a rallentare la risposta agli stimoli eccitatori, portando una rilassatezza sia mentale sia fisica.

Così facendo, nel solo tentativo di far stare meglio il paziente (e non di curarlo), lo si porterà, inevitabilmente, ad una pericolosa e più complessa cronicizzazione della sua malattia causata, come predetto, dalla ipersensibilizzazione dei recettori della serotonina, e non da una diminuzione del segnale Gaba, oltre ad indurre tutta una serie di sintomi da sospensione, da lievi a severi sia temporanei sia persistenti, nel momento in cui si dovesse sospenderlo dopo averne fatto un uso regolare e cronico (sintomi da sospensione che si verificano già in corso di cronica assunzione, per via della precoce assuefazione che si viene ad instaurare).

Lo stesso dicasi nei riguardi delle cure alternative e/o naturali, le quali seppur spesso sono innocue in sé non lo sono però nel momento in cui seguendo le stesse, e non portando alla cura effettiva dello stato morboso, si dà modo all'alterazione recettoriale della serotonina di cronicizzarsi e complicarsi ancor più.

Queste cure naturali, come ad esempio può essere l'integrazione di Triptofano (alternativamente, comunemente, usato nelle fattispecie), aminoacido che, attraverso l'aumento dell'indice di glucosio nel sangue e la conseguente veicolazione nelle cellule muscolari degli aminoacidi ramificati suoi antagonisti, è in grado di passare la barriera emato-encefalica e divenire serotonina, possono essere curative, e lo si specifica, possono esserlo, non a priori, unicamente nella fase in cui ancora c'è solo la diminuzione del segnale serotonina nel S.N.C., ma non nella circostanza avanzata in cui, a seguito di prolungata fase di diminuzione della stessa, si sia arrivati alla ipersensibilizzazione dei recettori serotoninergici.

Questa fase avanzata di vera malattia presente -che risulta essere, comunemente, la sola fase in cui il paziente decide di recarsi dal medico a seguito della comparsa dei sintomi- non può assolutamente essere curata in alcun altro modo se non con un antidepressivo selettivo (attenzione "selettivo") della ricaptazione del segnale serotonina, appunto uno di quelli della classe denominati SSRI.

Perché ciò?

Perché a questo stadio della malattia, o meglio a questa fase in cui la malattia è propriamente malattia, se si aumenta solamente, ad intermittenza, il segnale della serotonina cerebrale, si avrà un effetto paradosso, infatti anziché curare il paziente ancora una volta lo si porterà all'ulteriore cronicizzazione della malattia.

In altre parole:

immaginate i recettori della serotonina (questa regola vale per ogni tipo di recettore di qualunque altro segnale neurotrasmettitoriale), i quali sono divenuti ipersensibili, per via di una prolungata diminuzione del loro segnale (serotonina), che faranno di fronte ad uno spiccato ed intermittente aumento della serotonina?

Ovviamente "affamati come sono" (ipersensibili) avranno una iper-risposta al loro segnale con la conseguente manifestazione dei comuni sintomi di chi è affetto da ansia, depressiva o non depressiva.

La strana malattia

In realtà per curare questa malattia bisogna ripercorrere la situazione che l'ha innescata. Cosa ha creato l'ipersensibilità recettoriale in questione?

E' stata una prolungata diminuzione del segnale serotonina che ha reso nel tempo "affamati" i recettori serotoninergici, i quali, in questo loro stato, hanno progressivamente indotto l'atrofizzazione dei rispettivi neuroni, per via dell'incessante aumento metabolico ivi innescato (immaginate, per avere una congrua idea, un muscolo che a seguito di un continuo, senza mai riposarsi, iper-allenamento si atrofizzi -si rimpiccioliscolo-, anziché 'crescere' -aumentare di volume-).

Come curarla allora?

Instaurando, gradatamente, un continuo e uniforme segnale di serotonina nel S.N.C., attenzione "continuo", non intermittente, "uniforme", non difforme.

Questo solo farà si che, nel tempo, ci sia una normosensibilizzazione dei recettori serotoninergici (divenuti ipersensibili al loro segnale) e una normalizzazione dei rispettivi neuroni.

In pratica come precedentemente si era instaurata, per via della costante diminuzione del segnale serotonina, una ipersensibilità dei rispettivi recettori, adesso, a seguito della costante ed uniforme presenza dello stesso segnale, si instaurerà, nel tempo, una normosensibilizzazione degli stessi recettori che non avranno più motivo di essere "affamati" di una sostanza che sarà sempre e costantemente normalmente presente.

In sintesi, si può affermare che **una <u>costante</u> presenza di serotonina nel cervello, indotta dall'antidepressivo** (specie del tipo SSRI), **col tempo riduce -fino a normosensibilizzarla- l'ipersensibilità dei recettori serotoninergici causata, in precedenza, da una costante insufficienza di serotonina cerebrale**; conseguentemente **tenderanno a normalizzarsi anche i rispettivi neuroni (andati incontro ad atrofia per via dell'aumentato metabolismo ivi innescatosi a seguito dell'ipersensibilità dei recettori in oggetto)**.

*

Capitolo 2 - La corretta cura

Ma come si dovrebbe impostare una corretta ed efficace terapia farmacologica ad un paziente affetto da ansia di tipo depressivo o non depressivo?

Partiamo dai presupposti di quali sintomi dovrebbero indurre, tempestivamente, qualsiasi medico ad individuare, in prima istanza, l'ipotesi di una patologia di ansia (associata o meno a depressione), o di depressione maggiore:

Per la sola ansia (sociale, generalizzata e somatizzata) **non depressiva**:

-perdita di energie, senso di fatica, in generale, con conseguente riduzione delle attività quotidiane;

-disturbi della concentrazione e della memoria;

-agitazione motoria, nervosismo, irritabilità, ansia;

-attacchi di panico;

-iperventilazione, denominata anche "fame d'aria";

-senso di nausea e/o altri ricorrenti disturbi gastrointestinali;

-perdita o aumento di peso;

-disturbi del sonno (insonnia o ipersonnia);

-mancanza di desiderio sessuale;

-dolori fisici di variegata natura come dolori e/o scricchiolii alle ginocchia e ad altre articolazioni, dolori alla schiena, sensazione di calore al capo, come se si avesse uno stato continuo di leggera febbre, ecc.;

-tachicardia, palpitazioni;

-ipertensione arteriosa nella prime fasi della malattia (dovuta ad un aumento della produzione dell'adrenalina da parte delle ghiandole surrenali);

-ipotensione arteriosa in un fase avanzata della malattia (dovuta ad un esaurimento della produzione di adrenalina da parte delle ghiandole surrenali).

(*N.B.* L'elenco dei possibili sintomi non è, e non può essere, esaustivo).

Per l'ansia depressiva (cronica) **e per la depressione maggiore**:

-oltre a tutti i sintomi prima elencati per la sola ansia anche,

-tristezza, angoscia, disperazione;

-senso frequente di colpa, di indegnità, di rovina, pensieri negativi su di sé, sul mondo e sul futuro;

-perdita di autostima, autocommiserazione;

-percezione del tempo rallentato, senso di vuoto;

-mancanza di speranza nel futuro;

-perdita di interesse per qualsiasi attività;

-evitamento delle persone e isolamento sociale;

-comportamenti passivi;

-rallentamento ideativo, incapacità decisionale;

-percezione dell'attuale stato mentale come di una condizione senza fine;

-nei casi più gravi tentativi di suicidio.

(*N.B.* Anche in questo caso, l'elenco dei possibili sintomi non è, e non può essere, esaustivo, inoltre, in questo studio, non si sono, volutamente, considerate la depressione bipolare e la depressione psicotica, le quali hanno anche altri peculiari sintomi qui non descritti).

Oltre alla specifica, obiettiva, attenta e competente valutazione del caso specifico (purtroppo, cose, queste, quanto mai rare), il medico psichiatra, dovrebbe, dunque, in questi casi prescrivere:

-**unicamente un antidepressivo SSRI**, ovvero un inibitore selettivo della ricaptazione della serotonina (nel senso che questi farmaci SSRI inibiscono la ricaptazione, ovvero il "riassorbimento" della serotonina già presente nel circolo cerebrale, di modo che venga riutilizzata inducendo, dunque, un segnale maggiormente costante e uniforme).

Ad oggi gli unici SSRI inibitori selettivi unicamente

della ricaptazione della serotonina (senza, quindi, rilevante intervento su altri sistemi neurotrasmettitoriali e, di conseguenza, senza creare grossi e vari effetti collaterali) sono il **citalopram**, e lo **escitalopram** (un suo derivato).

Risulta, per cui, fortemente consigliato, l'assunzione di uno di questi due, **con particolare predilezione per il secondo, risultato ancora più efficace e sicuro.**

Purtroppo, invece, nella comune prassi medica si tende a prescrivere, al paziente, una serie di farmaci contrapposti tra loro, i quali risultano essere, al contrario, controproducenti, specie nell'interazione tra loro.

Un paziente affetto da ansia, non depressiva, nella quale -e si ponga attenzione- è sempre chiamata in causa la insorta ipersensibilità dei recettori serotoninergici (oltre, come predetto, alla progressiva atrofizzazione dei rispettivi neuroni), **dev'essere curato solo ed esclusivamente con un antidepressivo SSRI**, in quanto unico farmaco agente sulla vera causa della patologia, per i motivi prima spiegati.

Solo di rado, e se strettamente necessario, potrà essere prescritto, e si badi bene, per pochissimi giorni, all'inizio della terapia con SSRI, un ansiolitico, preferibilmente non benzodiazepinico, meglio ancora se di tipo naturale (ve ne sono tanti in vendita con sufficienti risultati, ottimo ad esempio per questo scopo, e per pochi giorni, risulta essere un buon dosaggio di valeriana liofilizzata in capsule), in quanto all'inizio della terapia si ha, in genere, un aumento dei sintomi legati all'ansia, per via del fatto che i recettori serotoninergici, ipersensibili come sono (con i rispettivi neuroni divenuti atrofizzati), avranno una iper-risposta ad un marcato aumento del loro segnale serotonina circolante, ciò finché -in genere due settimane- questa nuova indotta circostanza non li porti, gradatamente, a normosensibilizzarsi (e a normalizzare i rispettivi neuroni), di modo che nel tempo la loro risposta, al segnale, si normalizzi e vi sia la guarigione dalla malattia e dai sintomi ad essa associati.

Ma ciò che risulta essere davvero molto efficace in questa circostanza, e del tutto innocua, **è una integrazione quotidiana** -del tutto e assolutamente sconosciuta nella prassi medica psichiatrica- **di colina** (preferibilmente nella forma bitartrato, e se possibile anche a rilascio graduale), **in quanto aumenta l'acetilcolina** -la quale fa parte del sistema nervoso parasimpatico che inibisce l'eccitazione nervosa-, presente nel S.N.C.,

La strana malattia

deputata al controllo del sistema nervoso eccitatore ortosimpatico (che ha, dunque, effetti opposti al parasimpatico), tra cui fanno parte i neurotrasmettitori adrenalina e noradrenalina, potendo contrastare efficacemente, dunque, anche l'effetto negativo anticolinergico dell'antidepressivo.

Un dosaggio ottimale può essere 1.000-1.200 mg in una unica somministrazione al mattino assieme all'assunzione dell'antidepressivo, per svariati mesi, per poi passare ad un dosaggio di 500-600 mg per altro prolungato tempo, a seconda dello stato di miglioramento dai sintomi tutti.

Da sola, la colina (una vitamina del gruppo B), a questi dosaggi, è in grado, efficacemente, di contrastare gli effetti iniziali di aumento dei sintomi dell'ansia, prima descritti, dell'antidepressivo.

Per ovviare a ciò, spesso, sarà solo sufficiente somministrare l'antidepressivo a piccoli dosaggi (ideale è assumerlo per i primi tempi in gocce, per poi passare, al raggiungimento del dosaggio ottimale, al formato in compresse per comodità) da aumentare molto gradatamente nel tempo -modalità che risulta, comunque, e in ogni caso, consigliabile, al contrario di quanto accade comunemente nella prassi medica-, finché non si raggiunga un dosaggio ottimale da assumere per lungo tempo ad attenta e corretta valutazione, secondo il caso specifico, da parte dello specialista psichiatra diligente.

Nella prassi, invece, è di uso frequente, specie in anni addietro, prescrivere un antidepressivo non SSRI a pluri-azione su altri neurotrasmettitori, il quale, a ben vedere, non solo non è utile, ma può indurre effetti non ricercati e spesso negativi, includendo azioni su recettori di altri segnali che è bene non andare a compromettere.

E' vero anche che in molte indagini strumentali e sperimentali eseguite sul cervello di questi pazienti, come anche dai sintomi clinici a volte presenti, si è notato che nelle patologie qui esaminate, anche se limitatamente, sono interessati altri recettori di altri neurotrasmettitori, ma ciò, e con evidenza scientifica, spiega solo che la primaria e originaria alterazione dei recettori serotoninergici influenza e altera nel tempo, com'è ovvio, anche altri segnali, e di conseguenza anche i relativi recettori.

Normosensibilizzando i recettori serotoninergici si avrà, dunque, gradatamente e nel tempo, la normosensibilizzazione di altri recettori di altri segnali che a causa di questa prolungata originaria alterazione ne hanno avuto danno.

L'approccio terapeutico dev'essere, dunque, solo sulla causa primaria e originaria della patologia e non deve riguardare fattispecie solo conseguenti a ciò.

Un paziente affetto da ansia depressiva cronica (distimia), **o un paziente affetto da depressione maggiore** (fatta eccezione per la depressione bipolare e quella psicotica), dovrà essere curato allo stesso modo del paziente affetto solo da ansia non depressiva, perché la causa eziologica, ovvero l'origine della malattia, è sempre la stessa, con l'unica differenza che in questo specifico caso **si somministrerà il farmaco antidepressivo SSRI ad un dosaggio ottimale più alto** -ma sempre gradatamente- (anche in questi casi risulta molto efficace, in combinazione con l'antidepressivo SSRI, **un alto dosaggio di colina**, la quale ha anche effetti beneficamente stimolanti sulle capacità cognitive del paziente depresso), e si dovrà evitare di prescrivere qualsiasi tipo di ansiolitico, anche se solo per pochi giorni -ad eventuale eccezione del paziente affetto da ansia depressiva-, potendo l'ansiolitico ancor più deprimere

La strana malattia

il soggetto affetto da depressione maggiore.

Nella prassi, invece, ciò non avviene per nulla, anzi, oltre a dare un qualsiasi antidepressivo, a completa ed unica discrezione dello specialista, diligente o meno, si prescrivono ansiolitici benzodiazepinici, tra l'altro senza un'eventuale giusta misura, e addirittura spesso si associa alla terapia del povero paziente anche un farmaco antipsicotico a basso dosaggio.

Ciò perché vi è l'errata concezione che in caso di poca o non celere risposta alla sola terapia antidepressiva, la somministrazione contestuale di un antipsicotico a basso dosaggio -che, attenzione, agisce come antagonista sui recettori della serotonina, e non solo-, possa dare un incipit regolatore ai recettori del segnale serotonina.

Ciò è oltremodo errato, in quanto da un lato si cerca di curare il paziente affetto da depressione maggiore con un farmaco antidepressivo, il quale fa aumentare il segnale serotonina circolante, con il preciso scopo di far ridurre, nel tempo, l'ipersensibilità creatasi ai suoi recettori, da un altro lato gli si somministra, contestualmente, un antipsicotico (anche se a basso dosaggio), il quale diminuisce la serotonina circolante (e non solo) antagonizzando i suoi recettori, già ipersensibili, per di più associando ansiolitici benzodiazepinici, i quali in un soggetto già depresso faranno aumentare i sintomi correlati alla depressione.

Ciò è quanto di più errato si possa fare, in quanto oltre ad essere controproducente, e ritardante gli stessi effetti curativi dell'antidepressivo, potrebbe, e spesso accade, creare altre e ben più complesse sintomatologie legate a interazioni chimico-recettoriale con le quali non bisogna mai minimamente scherzare o sperimentare.

In queste patologie, anche con la giusta e corretta terapia, molti migliorano abbastanza presto, ma altri ci mettono più tempo, in questi ultimi casi, la colpa non è del paziente, a meno che non abbia seguito la terapia secondo indicazione, ma tale responsabilità, oltre ad essere imputabile a diversi ed individuali processi anatomo-chimici, e a soggettività, è da ricercarsi in un maggiore e più complesso danno ricevuto dai recettori (e dai relativi neuroni), per cui solo la paziente attesa potrà dare i risultati voluti e dovuti.

Forzare la mano, ovvero cercare a tutti i costi di abbreviare i tempi della guarigione, con inopportune terapie farmacologiche aggiuntive, può voler dire, molto spesso, solo complicare di più le cose.

Spesso la malattia ha avuto bisogno di anni prima di venirsi a creare, per cui è sempre utile comprendere che il recupero e la guarigione possono tardare un po', ma ciò non deve mai far disperare, in quanto, anche se non del tutto avvertito, il cambiamento chimico-recettoriale nel cervello è però in atto, e prima o poi si manifesterà il miglioramento sperato ed infine la guarigione.

Un buon spirito di sacrificio, una buona psicologia, una buona conoscenza di tutto ciò, non potranno che aiutare anche in questa fase del proprio difficile percorso terapeutico.

Anche terapie psicologiche comportamentali saranno di aiuto, ma ancor più la propria volontà, e il proprio impegno volto alla 'profonda' comprensione del quanto.

Nella fase patologica saranno inutili le sole terapie psicologiche (utili, in tal caso, solo come coadiuvanti alla terapia farmacologica), in quanto esse, da sole, potranno essere efficaci solo a scopo preventivo o come mantenimento (dopo la guarigione).

Conoscere il proprio io emotivo, con l'ausilio della

psicoterapia, e/o con un'adeguata individuale ricerca interiore, resterà sempre, comunque, un necessario percorso da attuare per cambiare in noi ciò che emotivamente va modificato.

*

Capitolo 3 - Consigli vari

Consiglio, infine, **nel caso si stia attraversando un periodo molto impegnativo mentalmente, o stressante**, o si stia vivendo un lutto particolarmente sentito -**attenzione solo a scopo preventivo, e solo nel caso in cui i sintomi della patologia non siano ancora presenti**-, di:

-assumere quotidianamente, senza esagerazioni di sorta -in quanto l'equilibrio è tutto in ogni cosa-, zuccheri semplici, come dolci, infatti l'individuo che attraversa un periodo carico di stress emotivo -nella fase ancora non patologica- tende ad avere un marcato aumento di desiderio di cose dolci; ciò accade perché l'aminoacido triptofano, precursore della serotonina cerebrale, è in grado di passare la barriera emato-encefalica solo se aminoacidi suoi antagonisti come i ramificati vengono inglobati nelle cellule muscolari, e ciò avviene, appunto, con l'innalzamento del glucosio nel sangue; è una naturale ed auto-difensiva risposta indotta dal S.N.C., il quale cerca, nella prime fasi, non ancora patologiche, di ovviare, in questo modo, all'aumentato fabbisogno del segnale serotonina;

-aumentare l'apporto giornaliero di proteine nobili (ovvero delle proteine che contengono tutti gli aminoacidi essenziali), in quanto molti neurotrasmettitori cerebrali hanno come loro precursore un aminoacido (ad es. triptofano = serotonina; tirosina = dopamina, noradrenalina e adrenalina, e via dicendo);

-assumere un integratore a base di Triptofano (meglio gli integratori che contengono 5-idrossitriptofano);

-assumere e con la dovuta e corretta informazione, e solo al bisogno, sostanze naturali ad effetto rilassante, come può essere la valeriana, in quanto così si potrà dare al S.N.C., troppo eccitato, una benefica, leggera e naturale induzione al rilassamento;

-evitare l'assunzione eccessiva di vitamina B6 e di vitamina C -specie se si soffre spesso di cefalea muscolo tensiva-, in quanto partecipano direttamente a numerosi processi di produzione di neurotrasmettitori eccitatori (attenzione molte aziende integrano numerosi succhi di frutta, e altro di alimentare, con dosi più o meno alte di vitamina B6 e C);

-diminuire l'assunzione di caffè, in quanto sostanza eccitante (non smettere mai di assumerlo del tutto in un sol colpo se si sta attraversando un periodo molto stressante, in quanto potrebbe essere controproducente);

-se si è fumatori (non smettere mai di fumare in un sol colpo se si sta attraversando un periodo molto stressante, in quanto potrebbe essere controproducente) diminuire non solo il quantitativo delle stesse, ma soprattutto il loro contenuto nicotinico, passando a sigarette con minor contenuto di nicotina, la quale è una sostanza molto eccitante;

-l'alcol può essere moderatamente assunto -meglio se si tratta di un buon bicchiere di vino-, ma lontano dall'orario in cui si deve andare a letto;

-praticare, quotidianamente -preferibilmente nel tardi pomeriggio, ma non in orario serale-, una breve, ma intensa, attività fisica, la quale consumerà l'adrenalina e la noradrenalina -neurotrasmettitori eccitatori- prodotte in eccesso, nel corpo, durante la giornata;

-dedicarsi, quotidianamente, secondo le proprie propensioni personali, uno spazio per fare attività che fanno provare piacere, di qualsiasi genere, purché generanti benessere individuale;

-fuggire, o accantonare per del tempo, nei limiti del possibile, situazioni particolarmente stressanti ed impegnative mentalmente;

-imparare a conoscersi emotivamente e psicologicamente (anche con l'ausilio di terapie cognitivo-comportamentali), per poter essere efficacemente in grado di rimodulare i propri assetti e comportamenti emotivi negativi (si possono trovare, nel merito, molti studi appropriati in internet, anche di facile lettura e comprensione).

*

Capitolo 4 - Conclusioni

Concludendo caro lettore, mi auguro che la presente opera possa esserti di aiuto, in mancanza di una corretta e quanto mai frequente poca conoscenza nel merito da parte dei medici competenti.

Comprendere è il primo passo per poter guarire.

Un paziente correttamente informato potrà proporsi meglio al medico consultato, e conseguentemente ricevere una più attenta e diligente valutazione nel merito.

L'essere umano è per sua natura negligente negli affari altrui, e anche il medico non fa eccezione a questa regola comune, ma se ci approcciamo per primi noi con conoscenza e diligenza lui non potrà essere da meno.

Un esempio potrà esserti d'aiuto:

Anni fa chiamai un imbianchino per dipingere la mia camera da letto, gli chiesi -io per prima inconsapevole sul da farsi e negligente nel da farsi- solo quanto mi sarebbe costato il lavoro, tutto qui.

Dettato il prezzo, iniziò e finì il lavoro, e andò via con tanto di miei ringraziamenti.

Nemmeno dopo un anno da ciò la pittura della camera, tinteggiata di bianco, incominciò ad assumere un colore sul giallino, ed io, che avevo conservato la confezione del colore usato dall'imbianchino, mi informai sulla qualità che questo prodotto avesse, e scoprii, con mio sconcerto, che era un prodotto tra i più scadenti in commercio.

In conclusione, anni dopo, decisi di richiamare un altro imbianchino, ma questa volta, previamente informatomi per bene su che prodotti di qualità ci fossero in giro, richiesi espressamente l'uso, a sua discrezione ovviamente, di uno tra quelli da me trovati essere certificati di ottima qualità.

Dipinse la mia stanza, comprando un colore tra quelli di ottima qualità da me trovati, e a distanza di anni, a differenza della prima volta, la stessa ha mantenuto il suo bianco originario.

Ora comprenderai che se per una questione così banale, se paragonata ai problemi di salute, la mia informazione, la mia consapevolezza sul quanto, e la mia diligenza, hanno cooperato, assieme alla professionalità dell'operatore, alla buona riuscita del lavoro, quanto più sarà necessario tutto ciò per quanto riguarda diagnosi, cura e guarigione di una malattia.

Concludo nel consigliarti di ricordare che se sei affetto da quanto è stato qui in esame importante sarà il tuo modo di pensare, di agire e di reagire.

Dovrai infatti imparare un nuovo approccio alla vita, soprattutto con te stesso.

Imparare a conoscere le leggi della psicologia che ci governano (le quali a loro volta sono il frutto complesso tra l'unione della nostra genetica, la nostra anatomia e chimica cerebrale, l'ambiente in cui siamo cresciuti e in cui viviamo) ti porterà grande giovamento, e soprattutto ti renderà in grado di auto-governare le tue emozioni, evitando di vivere in modo alterato i tuoi stati d'animo fino al loro patologico collasso.

Conoscere se stessi, il perché e il come si è così, renderà la tua vita scevra da tante erronee emozioni e, conseguentemente, da tanti erronei comportamenti, più semplice nell'equilibrio delle cose e maggiormente degna di essere vissuta.

"Vivere una vita senza ricerca della conoscenza del sé è un non vivere".

*

Stefano Ligorio

Indice

-Prefazione..3

-Introduzione..4

-Prima Parte. Il racconto: La strana malattia.......................6

-Seconda Parte. Manuale pratico......................................44

-Capitolo 1 - Premessa...44

-Capitolo 2 - La corretta cura..52

-Capitolo 3 - Consigli vari..64

-Capitolo 4 - Conclusioni...68

*

La strana malattia

Informazioni sull'Autore:

Stefano Ligorio è autodidatta, per passione, da oltre vent'anni in materie medico-scientifiche e medico-legali, nonché, da circa dieci anni, in materie legali, e vive in Ceglie Messapica, nella provincia di Brindisi.

www.ingramcontent.com/pod-product-compliance
Lightning Source LLC
Chambersburg PA
CBHW021902170526
45157CB00005B/1934